DE

LA PLEURÉSIE ARÉOLAIRE

ET DE

L'INFILTRATION ŒDÉMATEUSE

DES FAUSSES MEMBRANES PLEURALES

PAR

Ernest DELACOU,
Docteur en médecine de la Faculté de Paris.

PARIS
A. PARENT, IMPRIMEUR DE LA FACULTÉ DE MÉDECINE
RUE MONSIEUR-LE-PRINCE, 29 ET 31.

1875

DE

LA PLEURÉSIE ARÉOLAIRE

ET DE

L'INFILTRATION ŒDÉMATEUSE

DES FAUSSES MEMBRANES PLEURALES

PAR

Ernest DELACOU,

Docteur en médecine de la Faculté de Paris.

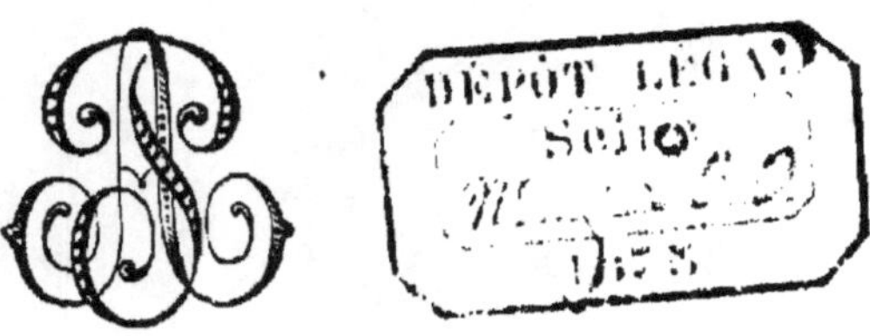

PARIS

A. PARENT, IMPRIMEUR DE LA FACULTÉ DE MÉDECINE

RUE MONSIEUR-LE-PRINCE, 29 ET 31.

1875

DE

LA PLEURÉSIE ARÉOLAIRE

ET DE

L'INFILTRATION ŒDÉMATEUSE

DES FAUSSES MEMBRANES PLEURALES.

La pleurésie aréolaire a été pour la première fois signalée par Trousseau, dans sa Clinique médicale, t. I, p. 643.

Passant en revue les différentes causes de *ponction blanche* dans la thoracentèse, l'éminent clinicien s'exprime comme il suit :

« Dans d'autres circonstances, la ponction a été régulièrement faite, vous avez certainement pénétré dans la cavité pleurale, mais le liquide épanché ne coule que goutte à goutte ; c'est qu'alors vous avez affaire à une *pleurésie aréolaire* qu'il ne faut pas confondre avec une pleurésie enkystée. L'exhalation séreuse se trouve emprisonnée dans des cloisons fibrineuses ; ces aréoles communiquent bien les unes avec les autres, ou du moins le liquide contenu dans les unes passe bien dans les autres, mais il passe lentement et goutte à goutte. Dans ce cas, il faut, soit avec la canule, soit à l'aide du stylet ou de l'aiguille à tricoter, chercher à détruire, à déchirer ces cloisons fibrineuses et l'écoulement devient alors un peu plus facile. Je dois dire, messieurs, que ces cas-là ne sont pas communs.»

On s'explique facilement que l'attention des prédécesseurs de Trousseau n'ait pas été attirée sur cette forme particulière de pleurésie. Pour eux, en effet, que le liquide fût libre dans la cavité pleurale ou qu'il fût, selon l'expression de Trousseau, emprisonné dans des cloisons fibrineuses, la chose était sans importance. Cela ne pouvait influer ni sur le diagnostic, ni sur le pronostic, ni sur le traitement. Ce ne pouvait donc être tout au plus qu'une curiosité d'anatomie pathologique, sur laquelle il était inutile d'insister, puisqu'elle ne pouvait pas recevoir d'application pratique.

Mais ce que l'on s'explique moins facilement, c'est l'oubli dans lequel est si facilement tombé le fait signalé par Trousseau, même après la vulgarisation de la thoracentèse. Dans les auteurs classiques de pathologie interne, la description de la pleurésie n'a pas changé; on a toujours continué à décrire une pleurésie aiguë et une pleurésie chronique, une pleurésie sèche et une pleurésie avec épanchement; nulle mention n'est faite de la pleurésie aréolaire.

Cet oubli, on le constate jusque dans certaines monographies sur les accidents de la thoracentèse. C'est ainsi que dans une thèse soutenue devant cette faculté le 28 juin 1872, par M. le Dr Lafosse et intitulée : *Considérations sur les accidents imputés à la thoracentèse*, l'auteur, passant en revue les différentes causes qui s'opposent à l'écoulement du liquide lorsque la canule est enfoncée, parle un peu de tout, si ce n'est de l'écoulement goutte à goutte du liquide emprisonné dans des mailles fibrineuses. Et cependant M. le Dr Lafosse avait lu Trousseau, qu'il cite à plusieurs reprises et avec éloges dans son travail.

La même année 1872, M. Moutard-Martin entretenait de ce sujet la Société médicale des hôpitaux. Voici comment s'exprime à propos de cette communication le *Bulletin de la société* (séance du 27 décembre 1872, t. IX, 2e série, p. 295).

« M. Moutard-Martin ne prend la parole aujourd'hui qu'à cause de l'absence de communications plus importantes; il n'a rien préparé d'avance, c'est donc une improvisation. Il entretiendra la Société de la *pleurésie aréolaire*, qu'il tient à distinguer de la pleurésie cloisonnée. Cette dernière forme de pleurésie, sans être très-commune, n'est cependant pas fort rare, et il arrive assez souvent de vider par la ponction des cavités importantes de la plèvre, alors que la matité, et tous les signes de l'épanchement persistent dans d'autres points situés sur un plan plus élevé que les parties où la sonorité à la percussion a reparu.

Dans ces cas, la cavité pleurale est divisée par grands compartiments; c'est la pleurésie enkystée multiloculaire. Les faits dont M. Moutard-Martin veut parler sont plus rares, et il croit que l'*attention n'a pas encore été fixée sur la disposition que présente l'épanchement, ce qui explique l'insuccès de certaines thoracentèses*.

M. Moutard-Martin cite ensuite deux observations de pleurésie aréolaire, dont une vérifiée par l'autopsie. Tout dans sa description ressemble, à s'y méprendre, à celle donnée par Trousseau : l'écoulement goutte à goutte du liquide, l'emprisonnement du liquide dans des vacuoles séparées par des cloisons fibrineuses et jusqu'au nom même de *pleurésie aréolaire* qu'il donne à cette affection. Mais le médecin de Beaujon ajoute à la description un signe caractéristique, qui n'avait pas été mentionné : c'est celui de la crépitation fine qui se produit lorsque le trocart déplacé brise les cloisons fibrineuses qui séparent les vacuoles.

M. Moutard-Martin, comme on a pu le voir par la lecture du passage que nous avons souligné à dessein dans sa communication, avait lui aussi oublié ou perdu de vue le passage de la leçon de Trousseau relatif à la pleurésie aréolaire. Il l'explique lui-même dans la séance du 28 février de la Société médicale des hôpitaux. « Je m'empresse, dit-il, de restituer à Trousseau la priorité qui lui appartient, sans contestation. »

En 1873, parut la thèse de M. le Dr Trolley-Deslonchamps intitulée : *D'une forme de pleurésie qu'on pourrait appeler pleurésie gélatineuse et qui n'est autre chose que de l'œdème de la plevre et des fausses membranes organisées.* L'auteur de ce travail ne connaissait ni le passage de Trousseau, ni la communication de M. le Dr Moutard-Martin. Sous le nom de pleurésie gélatineuse il publie, dans sa thèse, trois observations qu'on trouvera reproduites plus loin, dont l'une communiquée par M. Cornil, est un cas d'infiltration œdémateuse de fausses membranes organisées, la seconde personnelle, un cas d'infiltration de fausses membranes en voie d'organisation.

Nous-même avons recueilli en 1874, dans le service de M. le Dr Moutard-Martin, deux observations de pleurésie aréolaire, dont une confirmée par l'autopsie ; une troisième observation nous a été communiquée par

M. Graux, interne des hôpitaux, qui l'a recueillie à l'hopital Beaujon, dans le service de M. le Dr Hayem.

Ces documents serviront de base à notre travail que nous diviserons comme il suit :

1° Anatomie pathologique ;

2° Symptômes et diagnostic ;

3° Pronostic et traitement.

§ I.

ANATOMIE PATHOLOGIQUE.

Existe-t-il une pleurésie aréolaire d'emblée, bien distincte de l'infiltration œdémateuse des fausses membranes pleurales organisées ou en voie d'organisation, de ce que l'on pourrait désigner sous le nom de *pleurésie* ou *d'hydrothorax infiltré*, suivant que l'infiltration serait ou ne serait pas d'origine inflammatoire ? A cette question nous ne craignons pas de répondre par l'affirmative ; dans notre première observation, la pleurésie était de date récente ; la masse gélatineuse était simplement juxtaposée à la plèvre viscérale en bas et à la plèvre pariétale en haut ; elle s'en sépara avec la plus grande facilité, sans laisser échapper de liquide ; les vacuoles étaient parfaitement dessinées ; on apercevait très-bien la coloration franchement citrine de la sérosité qu'elles contenaient ; de leur côté les cloisons fibrineuses se dessinaient en jaune avec une certaine régularité ; le stylet introduit dans la masse permettait de percevoir la crépitation fine caractéristique; faisait-on une piqûre le liquide s'écoulait goutte à goutte; enfin le liquide se laissait exprimer difficilement par la pression. En un mot, on avait tous les caractères qu'on trouve reproduits dans les autopsies de pleurésie aréolaire ou gélatineuse qui ont été publiées. Un seul faisait défaut, c'était l'*adhérence* à la plèvre de la masse gélatineuse ; ce qu'on s'expliquera facilement par le date récente de la pleurésie.

Observation (personnelle).

Le nommé Gr... (Pierre), âgé de 43 ans, forgeron, entre le **10** juillet **1874** à l'hôpital Beaujon, salle Saint-François, lit n. **21**, service de M. Moutard-Martin.

10 juillet, soir. A la visite du soir, délire avec tremblement des membres supérieurs, yeux brillants, face congestionnée. En pressant le sujet de questions, on finit par apprendre qu'il est malade depuis l'avant-veille, qu'il souffre du côté droit de la poitrine. Il tousse et il crache, les crachats sont rouillés et visqueux. A la palpation les vibrations thoraciques du côté malade sont conservées, mais considérablement diminuées ; la percussion donne de la matité complète depuis le haut jusqu'en bas, en arrière et sur le côté ; à l'auscultation, souffle tubaire et bronchophonie, dans tous les points mats à la percussion. Pouls ample et fort, à 92. T. a. 40°,6. — Prescription : Tisane pectorale. Potion de Todd additionnée de 0,05 centigr. d'extrait thébaïque.

Le 11. Même état général que la veille; mais les vibrations ont complètement disparu ; à l'auscultation, broncho-égophonie. Du reste, le thorax est peu dilaté, le foie ne déborde pas les fausses côtes. — Diagnostic, Pneumonie, épanchement pleurétique abondant que

M. Moutard-Martin se décide à évacuer séance tenante. Le trocart n° 2 de l'appareil de Potain ne donne issue qu'à quelques gouttes de sang. Pouls, 98 ; T. a., 40°,2.

Soir, même état. P., 96 ; T. a., 40°,8.

Le 12. Etat général plus grave. Délire continuel, état local comme la veille. Le pouls et la température n'ont pas été notés.

Le 13. Crachats toujours visqueux, mais brun sale ; état ataxo-adynamique très-prononcé.

Le 14. Mort.

Le 15. Autopsie. A l'ouverture du thorax, on constate ce qui suit : La cavité pleurale droite est le siége d'un épanchement liquide peu considérable et qu'on peut évaluer à 200 grammes environ. C'est de la sérosité citrine qui ne présente rien de particulier ; mais elle contient en outre une masse d'apparence gélatineuse qui s'étend depuis le haut jusqu'en bas, entre la face externe du poumon et la paroi costale ; dans sa moitié inférieure, elle est appliquée contre le lobe inférieur du poumon et séparée de la plèvre pariétale par une partie de l'épanchement liquide ; dans sa moitié supérieure, au contraire, elle est séparée du poumon par de la sérosité citrine, tandis qu'elle reste appliquée contre la plèvre pariétale. Elle ne présente, du reste, dans aucun point, la moindre trace d'adhérence avec les feuillets de la séreuse, auxquels elle est simplement juxtaposée ; aussi se laisse-t-elle enlever sans difficulté ; enlevée en totalité et sans déchirure, elle ne laisse pas s'écouler de liquide ; une ouverture faite sur la paroi externe laisse s'écouler goutte à goutte de la sérosité citrine ; le stylet introduit par l'ouverture donne, lorsqu'on le déplace, la sensation de crépitation fine caractéristique. En l'examinant avec attention, on voit qu'elle est manifestement constituée par des vacuoles contenant de la sérosité et séparées les unes des autres par des cloisons fibrineuses qui se dessinent avec une certaine régularité en blanc jaunâtre. Epaisse de 3 centimètres environ à sa partie moyenne, elle allait s'amincissant, vers ses bords et ses extrémités. Vers le milieu de la hauteur de la face externe du poumon existait entre la plèvre viscérale et la plèvre costale une adhérence celluleuse du diamètre d'une pièce de deux francs; cette adhérence, longue de 2 cent. environ, était très-manifestement enflammée, œdémateuse et très-vascularisée; vers le centre existait une ecchymose assez étendue qui avait été produite par le poinçon du trocart, lors de la tentative infructueuse de thoracentèse; en effet, la piqûre du trocart, encore visible à la peau, correspondait exactement à ce niveau, et un scalpel introduit dans ce point pénétra dans la fausse membrane.

Le poumon droit était enflammé dans toute son étendue; hépatisation rouge dans son lobe inférieur et dans le lobule; hépatisation grise au sommet.

Les autres organes (estomac, cœur, cerveau) ne présentaient rien d'important à noter.

A cela on pourrait nous objecter que cette disposition de l'exsudat inflammatoire pouvait être due à la coagulation *post mortem* de la fibrine contenue dans l'épanchement et qu'on en trouverait au besoin la preuve dans la petite quantité de liquide qui était libre dans la cavité pleurale et qui précisément aurait été expulsé par le retrait dû à la coagulation, comme cela se voit dans la formation du caillot après la saignée ou, chose plus comparable, dans la coagulation de la fibrine dans les vases qui contiennent de la sérosité inflammatoire. Ce n'est pas ainsi, selon nous, que les choses doivent être interprétées. Nous ferons observer d'abord que, dans les *coagula fibrineux* qui se produisent dans un vase contenant de la sérosité inflammatoire, on n'observe jamais cette disposition de la fibrine en réseaux assez régulièrement disposés séparant des vacuoles contenant de la sérosité; on ne les rencontre pas davantage dans les pleurésies ordinaires où la fibrine se dépose simplement à la surface de la plèvre ou nage à l'état de flocons dans le liquide épanché. Du reste, cette disposition aréolaire de l'exsudat inflammatoire n'est pas spéciale à la pleurésie. Il suffit, pour en être convaincu, d'avoir levé un certain nombre de vésicatoires par la simple incision sans excision de l'épiderme soulevé. Tantôt le liquide de l'ampoule est libre et s'écoule immédiatement en totalité ou à peu près; mais d'autres fois aussi, quelque large que soit l'ouverture, il ne s'écoule que goutte à goutte, comme lorsqu'on ponctionne les masses gélatineuses de la *pleurésie aréolaire*. C'est que dans le vésicatoire, comme dans cette dernière, le liquide est, suivant l'expression de Trousseau, emprisonné dans des cloisons fibrineuses. A cette preuve tirée de l'analogie nous pouvons enfin en ajouter une plus concluante, tirée de l'observation, et qui a été donnée par M. Moutard-Martin : c'est la sensation de crépitation fine perçue pendant la vie, sensation exactement semblable à celle que l'on percevait directement à l'autopsie en rompant au moyen du trocart les minces cloisons qui séparaient les vacuoles et qui, par conséquent, devait reconnaître la même cause.

Cette masse gélatineuse, composée de vacuoles séparées les unes des autres par des cloisons incomplètes, d'abord libres dans la cavité pleurale, ou simplement juxtaposées à la plèvre, devient plus tard adhérente à celle-ci, du moins dans une partie de son étendue (observation II et III) ; elle ne se laisse plus détacher ou ne se détache qu'avec peine, elle a de la tendance à s'organiser, à passer à l'état de tissu conjonctif ; elle présente l'aspect « du tissu cellulaire largement infiltré de liquide » (Moutard-Martin) ; elle en présente même bientôt la structure à l'état rudimentaire, comme le démontre l'observation III que nous empruntons à la thèse de M. le Dr Trolley Deslonchamps.

Obs. II. (Moutard-Martin, *loc. cit.*)

Une femme, âgée de 58 à 60 ans, entra dans son service, atteinte d'une pleurésie du côté gauche datant de trois ou quatre mois. L'épanchement était abondant, les vésicatoires inutiles, l'état général assez mauvais ; la thoracentèse fut pratiquée avec peu d'espoir de succès ; elle donna issue à un litre et demi de sérosité limpide. La malade fut soulagée, mais l'épanchement se reproduisit, ainsi que cela était prévu, et une seconde thoracentèse fut pratiquée de même avec le trocart ordinaire, quinze jours après la première, avec issue d'un litre de liquide séreux, suivi d'un soulagement momentané. Troisième thoracentèse trois semaines plus tard : issue d'une petite quantité de liquide séreux, coulant goutte à goutte.

La canule enfoncée doucement et déplacée latéralement, transmettait la sensation d'une crépitation fine qui fixa l'attention, et dont l'explication parut fort obscure.

L'état de la malade s'aggravant, l'appétit disparaissant, l'oppression persistant, une nouvelle tentative de thoracentèse fut décidée et pratiquée de nouveau avec le trocart muni de baudruche. Cette fois, encore, comme la précédente, il ne s'écoule qu'une très-petite quantité de liquide goutte à goutte; les mouvements imprimés à la canule donnant les mêmes sensations, il fallut renoncer à soulager la malade par ce moyen. Elle succomba au bout de peu de jours par les progrès de l'affaiblissement.

L'autopsie démontra les faits suivants:

La paroi thoracique étant enlevée, le côté gauche fut trouvé rempli d'une apparence de gelée transparente; une ouverture faite dans la partie déclive de la poitrine ne donna écoulement qu'à quelques gouttes de liquide. Cette gelée, examinée avec soin, fut reconnue constituée par un nombre infini de vacuoles contenant de la sérosité parfaitement limpide. La canule d'un trocart introduite dans cette masse donnait la sensation de crépitation qui avait été reconnue pendant l'opération de la thoracentèse.

M. Martin ne peut mieux comparer cet épanchement qu'au tissu cellulaire largement infiltré de liquide. Des sections faites dans cette masse laissaient écouler le liquide lentement, et on la voyait s'affaisser petit à petit.

Des doutes s'élevèrent sur cet état aréolaire pendant la vie, et quelques-uns des assistants pensèrent qu'il s'agissait d'une coagulation *post mortem*. La seule preuve qu'il fut possible de donner de cette disposition anatomique pendant la vie était l'écoulement goutte à goutte du liquide et la sensation particulière de crépitation produite par les mouvements de la canule, et qui fut produite par l'introduction de la canule dans la gelée intra-thoracique.

M. Martin émet l'opinion, que cette disposition anatomique n'était pas due au refroidissement, qu'elle existait pendant la vie, et donna à cette forme anormale de pleurésie le nom de *pleurésie aréolaire*.

Obs. III. (Trolley-Deslonchamps, *loc. cit.*)

C... (Yves), né à Plougastel-Daoulas, matelot de troisième classe.

Entré à l'hôpital maritime de Brest, le 8 janvier 1873, avec les symptômes suivants : Toux fréquente sans expectoration, dyspnée, pouls fréquent, température 38,5, douleur très-vive à la base du poumon droit, surtout en arrière; à la percussion, légère matité au niveau du point douloureux; à l'auscultation, frottement peu accentué ; les vibrations thoraciques existent; pas d'égophonie.

Le 10, matin. Pouls 88; 26 mouvements respiratoires; température 38,5 ; douleur atténuée.

Le 10, soir. Pouls 120 ; température 41.

Le 11 et le 12. Même état. Pouls variant autour de 100 pulsations ; température de 40 à 41°.

Le 13. Frottement pleural. Diminution des vibrations thoraciques.

Le 15. Souffle dans tout le poumon et matité, excèpté dans la fosse sus-épineuse. Bruit de râpe. Pouls 70 ; température 37,8.

Le 17. Souffle dans l'espace omo-vertébral ; frottement à la partie moyenne du poumon. Retentissement de la voix sans égophonie ; pouls 90 ; température 38,2.

Le 20. Bruit respiratoire assez net ; les vibrations thoraciques sont manifestement perçues.

A partir du 22, la température s'abaisse et se rapproche de la température normale. Les signes stéthoscopiques s'amendent. Les vibrations thoraciques sont diminuées, mais facilement perçues.

Cet état se prolonge jusqu'au 17 février. A cette date le malade tombe dans la prostration ; dyspnée intense, douleur à la région épigastrique ; bruits du cœur normaux ; visage cyanosé, pouls 136, température 39,5.

Le 18, même état. Matité dans tout le côté droit du thorax. On n'entend plus le murmure respiratoire ; bronchophonie ; disparition du frémissement vibratoire des parois thoraciques ; visage pâle, respiration fréquente, mais non anxieuse.

Le 19. La dyspnée est extrême.

Le 20. Mort par asphyxie à deux heures du matin.

A l'autopsie, léger épanchement d'un liquide jaune citrin et albumineux dans la plèvre viscérale droite. Adhérences nombreuses du poumon droit à la plèvre costale. Sur la plèvre viscérale, abondant exsudat gélatiniforme déposé en forme de grappe et occupant toute son étendue. Augmentation de l'épaisseur du péricarde.

Le muscle cardiaque est légèrement atrophié et ne présente pas d'altération graisseuse.

Orifices du cœur indemnes. A la coupe, le poumon droit est splénisé ; les alvéoles sont gorgées de sang noir.

Désirant déterminer, au moyen du microscope, la nature de cette masse gélatiniforme étendue sur la plèvre viscérale droite, je priai de m'assister mon ami le Dr Crevaux, qui, depuis plusieurs années, se livre à l'étude de l'histologie. Nous notâmes d'abord à l'œil nu les faits suivants :

La surface du poumon est recouverte d'une masse tremblotante ayant environ deux centimètres d'épaisseur. Cette masse tremblotante adhère au poumon, et nous ne pouvons réussir à l'en détacher. Elle offre l'aspect d'une gelée légèrement colorée en jaune ; elle est entrecoupée de filaments parallèles blanchâtres, mêlés à des stries rougeâtres. M. Crevaux ayant eu souvent l'occasion de faire des injections de sérum dans le tissu cellulaire, ne tarda pas à remarquer une analogie très-grande entre cette masse tremblotante et le tissu cellulaire infiltré de sérosité. Quelques piqûres sont faites dans la masse: on voit sourdre des gouttelettes d'un liquide jaune citrin ; l'écoulement se produit sans jet, d'une manière continue ; le liquide est essayé à l'acide azotique; il contient une forte quantité d'albumine.

Nous excisons avec des ciseaux courbes un fragment du tissu, et nous obtenons ainsi une petite boule qui est placée aussitôt sous le champ du microscope, après avoir été préalablement aplatie entre une lame et une lamelle de verre.

Nous distinguons :

1° Des fibrilles disposées en faisceaux ondulés ;

2° Des fibrilles isolées, brillantes, constituées par deux lignes bien accentuées ;

3° Des cellules globuleuses contenant un noyau et quelques granulations. Elles sont d'un diamètre trois ou quatre fois plus considérable que les leucocytes ;

4° Des leucocytes en assez grand nombre ;

5° Des capillaires sillonnant le tissu dans tous les sens.

Nous comparons cette pièce à une préparation faite par M. Crevaux dans le laboratoire de M. Ranvier ; il s'agit du tissu cellulaire d'un chien adulte, préparé suivant la méthode de ce savant histologiste, en injectant du sérum sous la peau au moyen d'une seringue de Pravaz.

Entre ces deux préparations nous trouvons la plus grande ressemblance, ce sont bien les mêmes faisceaux, les mêmes fibres élastiques. Les grosses cellules globuleuses correspondent aux cellules plates décrites par M. Ranvier dans le tissu conjonctif normal. Le calibre des capillaires est manifestement augmenté; ce sont ces vaisseaux qui représentent les stries rougeâtres que l'on distingue à l'œil nu. Seules les cellules adipeuses font défaut.

En résumé, la gelée tremblotante constatée à la surface du poumon est constituée par de la sérosité comprise entre des mailles de tissu conjonctif.

Cette observation démontre avec quelle rapidité peut s'organiser la fibrine d'un épanchement pleurétique. Le malade est entré à l'hôpital le 8 janvier 1873 ; il meurt le 20 février, et à l'autopsie, par conséquent au bout de quarante-trois jours, on trouve déjà dans la masse gélatineuse la structure du tissu conjonctif infiltré avec ses faisceaux ondulés, ses fibres élastiques, ses grosses cellules globuleuses, qui correspondent aux cellules plates de Ranvier, et jusqu'à un commencement de vascularisation.

Au fur et mesure que leur organisation s'avance, que le liquide infiltré se résorbe, grâce surtout aux vaisseaux de nouvelle formation, ces produits prennent tous les caractères des néo-membranes de la plèvre dont elles ne se distinguent par rien de particulier. Comme ces dernières, elles peuvent donner lieu à des hémorrhagies par rupture de vaisseaux de nouvelle formation ; comme elles, elles peuvent s'infiltrer de pus ou de sérosité, ou devenir le siége de productions tuberculeuses ou autres: nous n'avons donc pas à y insister.

Existe-t-il une pleurésie aréolaire secondaire, une infiltration œdémateuse de cause inflammatoire des fausses membranes pleurales? C'est ainsi que nous croyons devoir interpréter les observations I et III de la thèse de M. Trolley Deslonchamps. La première, du reste, ne saurait être interprétée autrement; il est dit, en effet, par M. Cornil, qui l'a communiquée, que le poumon était uni à la plèvre pariétale, par des *adhérences anciennes fibreuses. La sérosité dont elles étaient infiltrées donnait à ces productions de tissu conjonctif une apparence gélatiniforme.* Le malade de l'observation III, entré à l'hôpital *le* 10 *novembre* 1872, *était à Paris pendant le siége, et y avait contracté une pleurésie.* A l'autopsie, le poumon était recouvert, dans toute son étendue, d'un tissu d'apparence gélatineuse, qui avait au moins 2 centimètres d'épaisseur, et on essaya vainement de sépare cette masse du poumon. Or, le malade était mort moins d'un mois après le début de sa dernière pleurésie. On est donc fondé à penser que la masse infiltrée était le reliquat de la pleurésie contractée, deux ans auparavant, pendant le siége de Paris.

Voici, du reste, la reproduction *in extenso* de ces deux observations :

Obs. IV (obs. I de la thèse de Trolley).

Il s'agissait, dans le cas dont j'ai montré et conservé les pièces histologiques, d'un phthisique chez lequel le poumon était uni à la plèvre pariétale par des adhérences anciennes fibreuses. La sérosité dont elles étaient infiltrées donnait à ces productions de tissu conjonctif une apparence gélatiniforme.

Voici ce que l'examen de ce tissu conjonctif gélatineux nous a donné.

A simple vue, il était facile d'observer des vaisseaux minces et droits, parallèles les uns aux autres, et dirigés de la plèvre pariétale à la plèvre viscérale au milieu des brides fibreuses pleurales. Après avoir détaché avec des ciseaux et suivant leur longueur de pareilles adhérences vasculaires et gélatiniformes et les avoir étalées sur une plaque de verre, en les étirant dans tous les sens, on peut les colorer au picrocarminate et les étudier au microscope.

Les divers éléments du tissu conjonctif nouveau et œdémateux sont alors bien séparés et propres à l'étude.

Les vaisseaux sanguins, les capillaires surtout, pleins de sang, montrent une couche de cellules plates à leur périphérie.

Les fibres du tissu conjonctif qui sont fines, très-minces ou en faisceaux, limitent des espaces allongés. (Ces fibres sont en effet dirigées dans le même sens, presque parallèles ou inclinées sous des angles très-aigus.) Ces espaces montrent, soit des cellules rondes (cellules lymphatiques ou globules blanc du sang), soit des cellules plates munies d'un gros noyau ovoïde, soit les mêmes éléments un peu turgides et libres. Les cellules plates sont le plus souvent accolées aux faisceaux des fibres.

La structure de ce tissu gélatiniforme est en somme absolument la même que celle du tissu conjonctif atteint d'œdème. Seulement il n'y a pas de vestiges de tissu adipeux, ce qui se comprend du reste, puisqu'il s'agit d'un tissu inflammatoire, et les lésions de pleurésie gélatiniforme ne sont autre chose que de l'œdème dans les fausses membranes fibreuses organisées.

Obs. V (obs. III de la même thèse).

L... (François), matelot en congé. Malade depuis près d'un mois, resté sans soins dans sa famille jusqu'à son entrée à l'hôpital, le 10 novembre 1872. Etait à Paris pendant le siége et y a contracté une pleurésie; présente à son arrivée les symptômes d'un épanchement pleurétique considérable : absence complète de murmure vésiculaire et matité absolue dans tout le côté droit du thorax; vibrations thoraciques presque nulles; dyspnée très-grande, respiration fréquente.

Au bout de deux jours, phénomènes asphyxiques tellement accentués, que la vie était compromise. M. Gestin jugea alors la thoracentèse indispensable, et une ponction fut faite au lieu d'élection, d'abord avec un trocart capillaire, puis avec un trocart à hydrocèle. Nous

nous attendions à voir s'écouler une grande quantité de liquide; à notre surprise, il ne s'en échappa que quelques gouttes qui ne se montrèrent pas immédiatement. Un peu plus tard, M. Gestin, pensant que peut-être la pointe du trocart avait rencontré une fausse membrane, et que celle-ci, détachée et refoulée, séparait du liquide l'ouverture de la canule, fit une troisième ponction, non plus dans le septième espace intercostal, mais dans le sixième. Le résultat ne fut pas meilleur cette fois que les deux autres.

Le malade mourut asphyxié pendant la nuit qui suivit la thoracentèse.

A l'autopsie, nous ne trouvâmes pas d'épanchement. Le poumon droit était recouvert dans toute son étendue d'une couche uniforme d'un tissu d'apparence gélatineuse qui avait au moins 2 centimètres d'épaisseur. Quelques brides fibreuses unissaient les deux feuillets de la plèvre. Nous essayâmes inutilement de séparer cette masse du poumon. Elle conservait quelque temps l'empreinte du doigt. Nous y fîmes une incision, et nous vîmes s'échapper lentement un liquide qui ne cessa de couler pendant plus d'un quart d'heure.

Nous en détachâmes une partie qui fut examinée au microscope, et nous trouvâmes que ce tissu était du tissu conjonctif atteint d'œdème. Nous y avons trouvé, en effet, des fibres connectives, des fibres élastiques, de grosses cellules contenant un noyau qui renfermait lui-même plusieurs nucléoles, enfin des leucocytes et des capillaires.

Existe-t-il enfin, une *pleurésie aréolaire* œdémateuse, ou, plus exactement, un *hydrothorax aréolaire, hy-*

drothorax infiltré des fausses membranes pleurales? L'existence ou du moins la possibilité ne saurait en être niée. « Ces adhérences, dit M. Grisolle (*Pathologie interne*, t. I, p. 419), peuvent devenir le siége de toutes les altérations et transformations du tissu cellulaire. C'est ainsi qu'on les a vues s'enflammer, se transformer en tissu fibreux, s'incruster d'une matière cartilagineuse ou osseuse, s'infiltrer de sang, ou devenir le siége de produits hétérologues. » « Des vaisseaux et des nerfs, dit de son côté M. Jaccoud (t. II, p. 131), y prennent naissance, et ils (ces produits d'hyperplasie) possèdent toutes les propriétés des tissus vivants; ils peuvent absorber, ils peuvent s'enflammer, ils peuvent donner lieu à des hémorrhagies, ils peuvent enfin participer à toutes les altérations de l'organisme dont ils font partie. » Les fausses membranes peuvent donc devenir le siége d'un œdème, soit de cause locale, soit de cause générale (albuminurie, affections cardiaques, en un mot, affections hydropigènes, en général).

§ 2.

SYMPTÔMES ET DIAGNOSTIC.

Nous avons cherché, avec le plus grand soin, dans la lecture des observations de M. Moutard-Martin, et dans celles de M. le Dr Trolley-Deslonchamps, s'il n'existerait pas, soit dans les signes physiques, soit dans les signes rationnels, sinon des différences, au moins quelques nuances qui permettent, nous ne dirons pas de diagnostiquer, mais seulement de soupçonner l'existence d'une pleurésie aréolaire, plutôt que d'une pleurésie ordinaire.

Nos recherches sont restées sans résultat. Cela n'a, du reste, rien de bien étonnant; les observations n'ont pas été prises avec rigueur; placé en face d'une pleurésie non douteuse, le médecin ne devait guère songer à se demander si l'affection, dans ce cas particulier, présentait ou ne présentait pas quelque chose de spécial au point de vue de la matité, de son déplacement possible, de l'absence ou de la conservation des vibrations thoraciques, et enfin, de l'auscultation (qualités du souffle et de la résonnance vocale, égophonie, bronchophonie, broncho-égophonie). Les seules particularités que nous puissions relever, c'est la conservation des vibrations thoraciques, quoique diminuées, dans l'observation V, de la broncho-égophonie, dans celle qui nous a été communiquée par M. Graux. Dans la première, la conservation des vibrations, quoique diminuée, contrastait évidemment avec l'étendue de la matité qui occupait tout le côté droit de la poitrine; mais il faut se rappeler que le malade avait déjà eu une pleurésie deux ans auparavant; dès lors la chose perd toute son importance. Nous en dirons autant de la broncho-égophonie dans la seconde; on sait combien ce phénomène est fréquent dans la pleurésie ordinaire, et comment il se confond, par des nuances insensibles, avec l'égophonie proprement dite, à tel point que, dans certains cas, ce qui est de la broncho-égophonie pour les uns, est de la simple égophonie pour les autres. Ce n'est donc pas sur de pareilles nuances, qui n'en sont même pas, qu'on pourrait songer à une pleurésie aréolaire. On pourrait, peut-être tirer de meilleurs renseignements de l'étude attentive de la dilatation du thorax et de ses rapports avec l'étendue de la matité ; malheureusement, les observations sont peu précises: dans une seule, il est noté que la poitrine, mesurait 45 centimètres à gauche, c'est-à-dire du côté malade, et 43 à droite, côté sain (obs. VII). Mais hâtons-nous de le dire, dans le cas dont il s'agit, on n'avait pas affaire à une pleurésie aréolaire type; l'épanchement liquide était en partie libre, en partie cloisonné; c'est ainsi, du moins, que nous croyons devoir interpréter le passage suivant de l'observation de M. Graux : « Ponction (aspirateur Dieulafoy, aiguille n° 2). Issue de 920 grammes de liquide très-séreux. Les premiers 500 grammes viennent rapidement; le reste ne vient que très-lentement après plusieurs ponctions. » Il est encore dit, dans la même observation, que le cœur était très-dévié à droite, que sa pointe battait à droite de la ligne médiane. » De ce côté encore, rien ne distingue ce cas de pleurésie aréolaire de la pleurésie ordinaire. En est-il de même dans tous les cas? La pleurésie aréolaire peut-elle, au même titre et au même degré que les autres, produire le déplacement des organes environnants? Dans un certain nombre de cas au moins, la chose est évidemment impossible; tel est le cas de l'observation II de la thèse de M. Trolley-Deslonchamps. « A l'autopsie on trouve un léger épanchement d'un liquide jaune, citrin et albumineux, dans la plèvre droite, adhérences nombreuses du poumon droit à la plèvre costale; sur la plèvre viscérale, abondant exsudat gélatiniforme, déposé en forme de grappe, et occupant toute son étendue. » Et cependant la matité occupait toute la hauteur du poumon droit. Dans ce cas, le foie ne devait évidemment pas être déplacé, comme il aurait dû l'être avec une pareille matité, dans une pleurésie ordinaire. Dans l'observation III de la même thèse, on lit : « A l'autopsie, nous ne trouvâmes pas d'épanchement, mais le poumon droit était recouvert, dans toute son étendue, d'une couche uniforme d'un tissu d'apparence gélatineuse, qui avait au moins 2 centimètres d'épaisseur. Ici, encore, il ne pouvait y avoir ni dilatation considérable du thorax, ni refoulement du foie, et cependant il y avait matité absolue dans toute la hauteur du thorax. Dans notre première observation, la matité était aussi absolue dans toute la hauteur du thorax, et cependant il y avait fort peu d'épanchement ; il en était de même chez la malade de la première observation de M. Moutard-Martin ; il n'y avait pas d'épanchement ; le côté gauche était seulement rempli d'une espèce de gelée transparente. Le contraste entre l'étendue de la matité, d'un côté, et d'un autre côté, le peu de dilatation du thorax et l'absence de refoulement des viscères voisins pourraient donc, jusqu'à un certain point, faire, nous ne dirons pas diagnostiquer, mais soupçonner l'existence d'une pleurésie aréolaire ; c'est en partie sur ces deux signes que se basa M. Moutard-Martin pour porter le diagnostic pleurésie aréolaire, suivi d'un point d'interrogation, chez la malade de l'observation suivante.

Obs. VI.—**Pleurésie à droite ; double thoracentèse ; vésicatoires ; guérison ; pleurésie aréolaire.**

La nommée B... (Ed.), 35 ans, entrée le 2 avril à l'hôpital Beaujon, salle Sainte-Claire, n° 26, service de M. Moutard-Martin.

Cette malade n'est alitée que depuis trois jours ; mais elle est souffrante depuis deux mois et demi au moins.

A cette époque, elle a éprouvé des douleurs vagues dans le côté droit de la poitrine ; ces douleurs, peu vives, du reste, et qui ne l'empêchaient pas de vaquer à ses occupations, ont été en diminuant au bout d'une semaine et ont fini par disparaître complètement. Cependant il est toujours resté de la gêne de ce côté ; en même temps, la malade n'a pas cessé de tousser; de plus, elle avait l'haleine courte et s'essoufflait très-rapidement. Enfin depuis trois jours la douleur est revenue dans le côté droit ; l'essoufflement a augmenté, et il y a de la fièvre qui oblige la malade à garder le lit.

3 avril. *Etat actuel.* Fièvre modérée, pas d'appétit, dyspnée subjective peu prononcée, dyspnée objective très-marquée ; la malade ne peut pas rester couchée sur le côté droit. A l'inspection, le thorax est manifestement dilaté, mais non pas extraordinairement du côté droit; à la palpation absence complète de frémissement vocal ; à la percussion, matité complète dans toute la hauteur du thorax ; à l'auscultation, souffle bronchique jusqu'à l'épine de l'omoplate ; égophonie au même niveau, mais peu marquée ; le long de la colonne vertébrale, on entend des râles de bronchite dans le tiers supérieur environ. En avant, pas de bruit skodique ; la matité ne dépasse pas la ligne médiane ; le foie n'est pas refoulé au-delà du rebord des fausses côtes.

Diagnostic. — Pleurésie avec épanchement. M. Moutard-Martin pratique immédiatement la thoracentèse avec l'appareil de Potain; issue de quelques gouttes de sang d'abord pâle, puis franchement rouge Une nouvelle opération, pratiquée séance tenante à 5 centimètres environ au-dessous de la première, ne donne pas de meilleur résultat.

Prescription. — Vésicatoire volant sur le côté droit du thorax, une bouteille d'eau de Sedlitz.

Le 8. Le vésicatoire est complètement sec; il n'y a plus de fièvre; on entend la respiration dans la fosse sus-épineuse; on entend encore des râles de bronchite dans la moitié de la hauteur, le long de l'épine dorsale toujours matité complète, absence de vibrations thoraciques; souffle à l'expiration; égophonie mieux caractérisée dans la fosse sous-épineuse.

Le 12. *Etat stationnaire.* Double tentative de thoracentèse avec même résultat que le 3 avril. M. Moutard-Martin appelle alors l'attention sur le peu de dilatation du thorax, sur l'absence de refoulement du foie, et pose, sous toutes réserves, le diagnostic de pleurésie aréolaire (?) Pour lui, l'existence d'un épanchement pleurétique est évident, et il ne s'explique guère que par l'existence de fausses membranes organisées l'écoulement du sang par la canule. Du reste, le liquide sanguin ne se présente pas ici avec ses caractères ordinaires; il est pâle au début de l'écoulement; il ne s'est pas coagulé dans le tube en caoutchouc de l'appareil, comme cela est arrivé à la suite d'une ponction où le trocart avait pénétré dans le foie, chez une malade du n° 10, atteinte d'une tumeur à diagnostic douteux, probablement d'un cancer de cet organe.

Le 14. Même état. Vésicatoire volant.

Le 17. On entend des râles de bronchite le long de la colonne vertébrale, presque jusqu'à la base du thorax; la matité et le souffle persistent, mais il n'existe plus d'égophonie bien caractérisée; c'est plutôt de la broncho-égophonie.

Le 24. Même état. Vésicatoire.

1er mai. Nouveau vésicatoire.

Le 15. Toujours de la matité; mais on entend la respiration faible, avec des râles de bronchite dans les deux tiers supérieurs du thorax. Celui-ci est manifestement rétracté; la santé générale est bonne; la malade part en convalescence pour le Vésinet.

Elle revient à la consultation dans le mois de juillet; le thorax est fortement rétracté à droite. Il y a toujours de la matité et de la faiblesse du murmure vésiculaire. Du reste, B... (Ed.) peut se livrer sans fatigue et sans gêne à ses occupations ordinaires, et elle se considère comme guérie.

En somme, les signes physiques éclairent très-peu le diagnostic. On peut en dire autant des signes rationnels; il faut toutefois en excepter, jusqu'à un certain point, les commémoratifs: la préexistence d'une pleurésie et surtout d'une pleurésie de date assez récente, pour que les productions pseudo-membraneuses n'aient pas encore pu passer à l'état de tissu parfait permet de craindre, jusqu'à un certain point, que la thoracentèse reste sans résultat. On attribue généralement cet accident à la présence de fausses membranes épaisses qui se laissent décoller ou qui viennent obturer l'orifice du trocart; l'observation III de M. le Dr Trolley-Deslonchamps démontre que l'accident peut être causé par l'infiltration de l'exsudat inflammatoire dans les mailles des néo-membranes préexistantes, par ce qu'on peut appeler une *pleurésie aréolaire infiltrée*.

Nous arrivons enfin aux deux seuls signes de la pleurésie aréolaire qui aient une véritable valeur diagnostique ; nous voulons parler de l'écoulement du liquide, goutte à goutte, et de la crépitation.

L'écoulement du liquide, goutte à goutte, déjà signalé par Trousseau, ne s'observe pas toujours dès le commencement de la thoracentèse. Il peut arriver, en effet, que le liquide s'écoule d'abord ou se laisse aspirer facilement, et qu'il ne vienne ensuite qu'avec difficulté, ou goutte à goutte, qu'on ait besoin de déplacer le trocart en divers sens ; c'est ce qui est arrivé à M. Hayem dans l'observation recueillie par M. Graux. Nous avons déjà indiqué comment, suivant nous, ce fait devait être interprété. L'épanchement, avons-nous dit, devait être en partie libre, en partie emprisonné dans les mailles de la fibrine coagulée ou de fausses membranes préexistantes. La valeur diagnostique de l'écoulement goutte à goutte ne doit pas être exagérée. Ce phénomène, en effet, n'appartient pas exclusivement à la pleurésie aréolaire ; il peut être causé par l'obstruction incomplète de la canule du trocart ou de l'aiguille aspiratrice par des fausses membranes, ou par des hydatides, comme nous l'avons observé dans le service de M. Moutard-Martin. Le symptôme véritablement pathognomonique est celui dont nous devons la connaissance à M. Moutard-Martin ; nous voulons parler de la crépitation, de cette crépitation fine dont on a la sensation lorsqu'on déplace, en divers sens, la canule du trocart, et qui se retrouve dans les deux observations du médecin de Beaujon ; il se trouve aussi noté dans l'observation qui nous a été communiquée par M. Graux.

Cette crépitation, avons-nous dit, doit être considérée comme pathognomonique. Nous entendons par là que, lorsqu'elle existe, on peut affirmer avec certitude l'existence d'une pleurésie aréolaire. Mais nous sommes loin de prétendre qu'on doit la rencontrer dans tous les cas de pleurésie avec masses gélatiniformes ; il faut, croyons-nous, pour que la crépitation se produise, que les cloisons qui circonscrivent les vacuoles ne soient pas encore arrivées à un degré d'organisation avancé, qu'elles soient encore friables ; on ne la rencontre donc pas nécessairement dans les cas d'infiltration inflammatoire ou simplement œdémateux des vieilles productions néo-membraneuses. Aussi ne l'a-t-on pas rencontrée chez le malade de l'observation I. Et cependant le trocart avait pénétré dans les mailles d'une adhérence cellulaire infiltrée de sérosité, et on l'avait, avant de le retirer, déplacé en divers sens.

L'écoulement goutte à goutte de sérosité peut également manquer ou être remplacé par l'écoulement d'une certaine quantité de sang. On est généralement trop prodigue de prétendues plaies du poumon dans la thoracentèse. Dès que la canule, introduite dans le thorax, donne issue à quelques gouttes de sang, et que l'écoulement s'arrête bientôt après, on admet que le poumon est blessé, chose d'ailleurs sans importance ; on admet trop facilement que le poumon est la source des légers écoulements sanguins en pareil cas ; on oublie que les fausses membranes pleurales sont vasculaires, qu'elles peuvent même devenir le siége d'une vascularisation intense par suite de l'inflammation. Dans notre observation I, l'écoulement sanguin, expliqué au moment de l'accident par une piqûre du poumon, trouva à l'autopsie une tout autre explication ; la canule du trocart avait pénétré dans une adhérence celluleuse ancienne, manifestement enflammée et très-vascularisée. N'est-ce pas dans ce sens qu'il conviendrait d'expliquer l'insuccès des deux thoracentèses avec écoulement de quelques gouttes de sang pâle d'abord et plus rouge après dans l'observation VI ?

Obs. VII. — Observation de pleurésie aréolaire par Gaston Graux, interne des hôpitaux (résumée).

Le nommé Fr... (Pierre), âgé de 38 ans, gardien de la paix, entre le 15 avril 1874, hôpital Beaujon, salle Saint-Jean, n° 15, dans le service de M. Axenfeld, suppléé par M. Hayem.

Antécédents. — Bonne santé habituellement. Pas d'antécédents de famille. Pas de diathèse. Ni scrofule, ni syphilis, ni rhumatisme. Pas d'alcoolisme. Quelques bronchites qui se sont passées facilement. Constitution encore assez bonne aujourd'hui, malgré un amaigrissement considérable depuis quelques mois.

Il est malade depuis trois mois. Début par un rhume cet hiver. Pas d'hémoptysies, mais persistance et ténacité de la bronchite malgré des soins. Amaigrissement. Sueurs nocturnes. Rien de spécial dans les crachats.

Etat actuel. — 15 avril. Un peu de fièvre, T. 38,2; P. 96 (Le malade en a un peu tous les soirs depuis environ un mois). Dyspnée, point de côté à gauche. Douleurs dans l'épaule gauche.

Examen de la poitrine. — Signes d'un grand épanchement à gauche. Matité absolue en arrière dans toute la hauteur de la poitrine. Pas d'égophonie franche, broncho-égophonie. Souffle assez rude dans toute la hauteur du poumon en arrière ; plus fort en haut qu'en bas. Bruit skodique sous la clavicule. Le cœur est très-dévié à droite : sa pointe est à droite de la ligne médiane. Bruits normaux.

Dans les sommets rien de positif : après les quintes de toux, parfois quelques craquements sous la clavicule gauche.

Ponction. — (Aspirateur Dieulafoy, aiguille n° 2). Issue de 920 grammes d'un liquide citrin séreux. Les premiers 500 grammes viennent rapidement. Le reste ne vient que très-lentement après plusieurs aspirations.

Après la ponction, qui n'a été suspendue que parce qu'on ne pouvait plus obtenir de liquide, on ne constate aucune modification des phénomènes physiques, et la dyspnée est toujours aussi considérable.

Traitement. — Grand vésicatoire, diurétiques.

Les jours suivants on voit encore la dyspnée augm nter. Mêmes signes d'épanchement. Matité très-intense et très-étendue.

Le 22. Orthopnée. Etouffements et très-grande anxiété toute la nuit. Pointe du cœur 2 centimètres à droite de la ligne médiane. La mensuration de la poitrine donne 45 centimètres à gauche, 43 centimètres à droite.

Ponction (aspirateur Dieulafoy, aiguille n° 2) dans le septième espace intercostal.

On obtient d'abord lentement 150 grammes de liquide citrin, puis l'écoulement s'arrête complètement. En essayant alors de faire mouvoir la pointe de la canule, on sent qu'elle n'est pas libre : si on l'enfonce davantage, ou qu'on lui imprime des mouvements de latéralité, on produit une sorte de crépitation, comme si on déchirait des fausses membranes et qu'on pénétrât dans de nouvelles loges : on fait en même temps sortir une certaine quantité de liquide. Par ces différentes manœuvres on finit par obtenir 1,350 grammes de liquide; en tout, 1,500 grammes.

Ce liquide est citrin, sans mélange de sang, très-fibrineux.

Très-léger soulagement. Localement, les phénomènes d'épanchement sont très-peu modifiés.

Nouvelle ponction le 25 avec un trocart ordinaire garni de baudruche.

L'écoulement s'arrête encore après la sortie de 200 grammes de liquide. On introduit alors dans la canule un stylet mousse, et on sent une certaine résistance; en forçant un peu, on pénètre à travers une série de cloisons dont la déchirure donne une sensation très-analogue à la crépitation de la carie osseuse. Issue de 1,300 grammes de liquide citrin.

Du 25 avril au 10 mai. Amélioration très-notable dans l'état local et général. Le cœur reprend peu à peu sa place.

Le 16. L'épanchement semble s'être reproduit encore assez abondant; une nouvelle ponction avec le trocart n° 4 de l'aspirateur Dieulafoy donne 900 grammes de liquide.

Enfin, à la suite de plusieurs applications de vésicatoires, le malade part très-amélioré le 10 juin pour la campagne.

Pendant les derniers temps de son séjour à l'hôpital, alors que l'épanchement pleurétique commençait à disparaître, et que le poumon gauche pouvait fonctionner plus librement, les signes de tuberculose pulmonaire devinrent plus évidents.

Une pleurésie peut être une première ou même

plusieurs fois opérée avec succès par la thoracentèse tandis que, dans une opération ultérieure, le liquide ne s'écoule que goutte à goutte, et que le déplacement du trocart fait percevoir la sensation de crépitation caractéristique. De simple qu'elle était au début, la pleurésie est devenue aérolaire. Tel était le cas chez la malade de la première observation de M. Moutard-Martin. La thoracentèse, pratiquée une première fois, donne issue à un litre et demi de sérosité limpide ; une seconde opération pratiquée quinze jours après donne encore issue à un litre de liquide séreux ; ce ne fut qu'à la troisième, pratiquée trois semaines plus tard, que l'on constata les symptômes de la pleurésie aréolaire (écoulement du liquide goutte à goutte et crépitation fine).

Dans la seconde observation de M. Moutard-Martin, deux thoracentèses furent pratiquées d'abord avec plein succès, si bien qu'après la seconde le malade put être considéré comme guéri, pendant quinze jours. Mais à partir de ce jour, le liquide remonta rapidement, et une troisième ponction fut jugée nécessaire ; cette fois, le liquide ne vint que goutte à goutte, et l'on perçut la sensation caractéristique de crépitation pendant le déplacement de la canule.

Voici, du reste, l'observation telle qu'elle fut communiquée par M. Moutard-Martin à la Société médicale des hôpitaux.

Obs. VIII. — (Obs. II de la communication de M. Moutard-Martin).

Le 2 décembre 1872, M. Moutard-Martin fut appelé par le Dr Veyne sur la recommandation de notre collègue, M. Barth, pour pratiquer la thoracentèse sur un homme de 30 à 33 ans, atteint, depuis près de trois mois, d'un épanchement du côté droit de la poitrine, épanchement qui avait fait des progrès constants, qui remplissait complètement la poitrine, dilatait énormément le côté, et déterminait une suffocation qui menaçait la vie du malade et l'empêchait de se tenir autrement qu'assis. La thoracentèse fut pratiquée séance tenante avec l'aspirateur de M. Potain, et donna l'issue facile de deux litres de liquide. La toux survenant quinteuse et pénible, des douleurs se manifestant dans la poitrine, l'opération fut arrêtée, quoiqu'il restât une grande quantité de liquide, et que le son et la respiration n'eussent reparu dans aucun point. Il fut décidé qu'une nouvelle ponction serait faite le 5 décembre, et rendez-vous fut pris pour ce jour.

Cette seconde thoracentèse, pratiquée de la même manière que la première, procura l'écoulement de deux litres encore de liquide citrin et transparent, facilement coagulable. Il fallut comme la première fois, retirer la canule avant que la poitrine fût vidée et alors que le liquide coulait encore avec grande facilité. Mais cette fois, le son et la respiration avaient reparu à la partie antérieure, ainsi que dans la moitié supérieure en arrière. Il était probable que le reste du liquide se résorberait, et c'est ce qui eut lieu. Quatre litres de sérosité avaient été retirés en deux ponctions faites à trois jours d'intervalle.

Le malade alla de mieux en mieux les jours suivants, et, le 15, il ne restait presque plus de traces d'épanchement, d'après les renseignements fournis par M. Veyne. Mais, à partir de ce jour, l'épanchement remonta rapidement, la matité reparut partout, la suffocation se reproduisit. Appelé de nouveau le 20 décembre, M. Moutard-Martin trouva la matité complète dans tous les points du côté droit, absence complète de respiration. Mais il constata un retrait considérable de la poitrine de ce côté. Cependant, l'oppression étant très-grande, une troisième thoracentèse fut décidée. Le trocart introduit et l'aspiration faite, le liquide vint goutte à goutte, parfaitement séreux et transparent, présentant une légère teinte rosée. L'aspiration fut variée de force, l'écoulement fut le même. La canule, enfoncée ou inclinée latéralement, donnait la sensation manifeste de crépitation fine déjà signalée dans la précédente observation, et chaque fois qu'elle était changée de direction, que cette crépitation s'était produite, il se produisait un écoulement plus rapide de quelques gouttes de liquide. A force de patience, il fut retiré environ 50 à 60 grammes de liquide qui était coagulé dans la bouteille. Voulant faire une nouvelle tentative, M. Moutard-Martin, ayant retiré la canule, plongea le trocart dans un autre espace intercostal, à quelque distance de la première ponction, et le résultat fut le même, il fallut y renoncer. Il fut décidé qu'une nouvelle tentative serait faite deux jours après, mais elle donna un résultat absolument semblable, quoique l'opération eût été pratiquée au moins à cinq centimètres des premières ponctions, et la canule donna les mêmes sensations de crépitation. Il fallut renoncer aux ponctions pour l'avenir.

M. Moutard-Martin est certain d'avoir trouvé dans ce fait la confirmation clinique de la disposition anatomique constatée à l'autopsie de la première malade. Il appelle l'attention de ses collègues sur cette forme non décrite de pleurésie, qui explique parfaitement quelques-uns des insuccès de la thoracentèse, qui démontre comment, avec un épanchement abondant, on peut se trouver dans l'impossibilité de vider la poitrine. Il pense qu'à cette forme de pleurésie il importe de donner un nom qui en indique bien la disposition anatomique, et il propose de lui conserver le nom de *Pleurésie aréolaire* qu'il lui a donné déjà.

On remarquera la particularité suivante sur laquelle nous croyons devoir appeler l'attention ; lors de la première opération, lorsque la pleurésie était simple, le thorax était énormément dilaté, tandis que, lors de la troisième, lorsque la pleurésie fut devenue aréolaire, M. Moutard-Martin constata « un *retrait considérable de la poitrine du côté malade.* » Le fait vient à l'appui de ce que nous avons dit au début de ce paragraphe de l'absence ou du peu de dilatation du thorax avec matité dans toute la hauteur de la poitrine.

§ 3.

PRONOSTIC ET TRAITEMENT.

Le pronostic de la pleurésie aréolaire est, toutes choses égales d'ailleurs, plus grave que celui de la pleurésie ordinaire. Pour plus de clarté, nous nous mettrons en face des diverses circonstances qui peuvent se rencontrer : 1o L'épanchement est abondant et peut par sa quantité compromettre directement la vie ; la gravité du pronostic est alors évidente ; on n'a plus la ressource, comme dans la pleurésie ordinaire, de couper court au danger en évacuant le liquide ; on doit se résoudre à n'employer contre la maladie que les agents ordinaires de la thérapeutique, et l'on ne sait que trop combien sont aléatoires, et dans beaucoup de cas, fort lents à venir les secours qu'on en peut attendre.

2° L'épanchement est peu considérable. Ici la vie n'est pas directement compromise ; mais la maladie sera nécessairement plus longue que s'il s'agissait d'une pleurésie ordinaire ; sans revenir sur l'impossibilité d'évacuer complètement l'épanchement au moyen de la thoracentèse, il est certain que la résorption du liquide emprisonné dans les mailles de l'exsudat fibrineux sera plus lente que s'il était libre dans la cavité thoracique et en contact direct avec la plèvre, dont l'activité d'absorption est bien connue. Cette résorption devra se faire, au moins en partie, aux dépens des vaisseaux de nouvelle formation qui se développeront dans les fausses membranes, lorsqu'elles seront organisées. Enfin, il est plus que douteux que l'exsudat fibrineux puisse se résoudre au moins en totalité.

3° L'épanchement devient purulent. Ici encore la thoracentèse ne peut rien pour évacuer le pus ; et il faut nécessairement recourir à l'empyème, opération toujours grave, et plus grave encore dans ce cas que dans d'autres, à cause des fausses membranes mortifiées et infiltrées de pus qu'on a peine à enlever, et qui, restant dans le thorax, sont une source d'infection pour l'économie.

Traitement. — En face d'une pleurésie aréolaire, il faut se conduire comme en face d'une pleurésie simple. Il faut d'abord chercher à évacuer le liquide au moyen de la thoracentèse ; on ne doit pas s'arrêter devant un premier échec ; il ne faut pas oublier, en effet, que, même dans les cas de pleurésie aréolaire bien confirmée, une partie de l'épanchement peut être libre dans la cavité pleurale. On sait, du reste, que les piqûres des appareils aspirateurs sont sans inconvénient; l'observation a même démontré que des ponctions restées sans résultat au point de vue opératoire ont hâté d'une manière très-manifeste la résorption du liquide qu'on avait cherché en vain à évacuer.

Pour le reste, on devra employer comme toujours les révulsifs locaux, et, de préférence, les vésicatoires volants répétés, les diurétiques, les diaphorétiques, les purgatifs, tels que l'émétique en lavage employé souvent avec succès par M. le professeur Gubler contre les épanchement pleuraux, en un mot, tous les moyens propres à soustraire à l'organisme une certaine quantité de liquide, et à favoriser aussi la résorption de l'épanchement.

CONCLUSIONS.

1° Sous le nom de pleurésie aréolaire, on désigne une variété de pleurésie, dans laquelle l'exsudation, partie liquide ou partie solide, se trouve disposée de telle manière que la sérosité est emprisonnée dans des vacuoles séparées les unes des autres par des cloisons fibrineuses.

2° La même disposition peut être le résultat de l'infiltration inflammatoire des fausses membranes pleurales, reliquat d'une ancienne pleurésie, et arrivées à divers degrés d'organisation C'est ce qu'on pourrait désigner sous le nom de *pleurésie infiltrée* ou d'infiltration inflammatoires des fausses membranes pleurales.

3° Elle pourrait encore reconnaître pour cause l'œdème soit de cause générale soit de cause locale de ces mêmes fausses membranes, ce qui constitue une espèce *d'hydrothorax infiltré*.

4° Les seuls signes ayant une véritable valeur, dans la pleurésie aréolaire, sont : 1° l'écoulement goutte à goutte du liquide au moment de la thoracentèse ; 2° la sensation de crépitation fine qu'on perçoit en imprimant au trocart des mouvements de latéralité.

5° La pleurésie aréolaire comporte un pronostic plus sérieux que la pleurésie ordinaire avec épanchement, parce qu'il est impossible de pratiquer la thoracentèse et que le liquide ne peut disparaître que par résorption.

6° Le traitement est celui de la pleurésie ordinaire, la thoracentèse exceptée.

A. Parent, imprimeur de la Faculté de Médecine, rue M.-le-Prince, 31.

www.ingramcontent.com/pod-product-compliance
Lightning Source LLC
LaVergne TN
LVHW050500160826
845677LV00003B/859

* 9 7 8 2 3 2 9 6 6 2 6 4 0 *